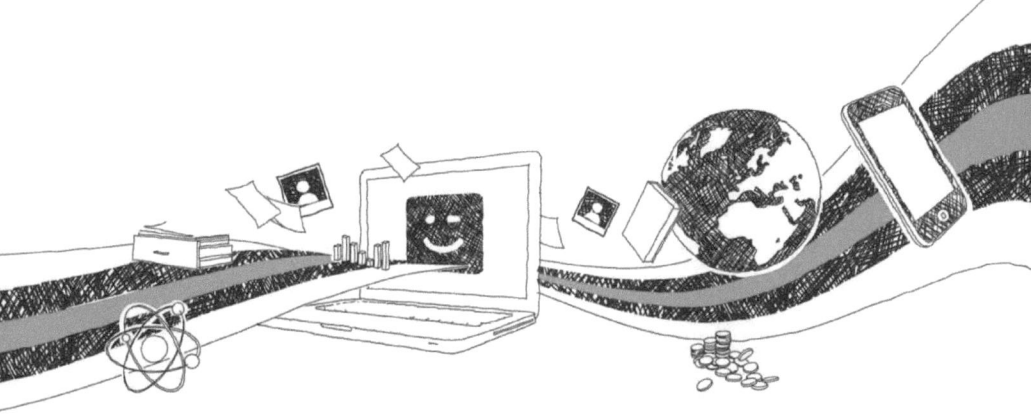
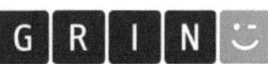

Annett Fiege

Burnout im Lehrerberuf

GRIN Verlag

Bibliografische Information der Deutschen Nationalbibliothek:

Die Deutsche Bibliothek verzeichnet diese Publikation in der Deutschen National-
bibliografie; detaillierte bibliografische Daten sind im Internet über http://dnb.d-
nb.de/ abrufbar.

Impressum:

Copyright © 2011 GRIN Verlag GmbH
Druck und Bindung: Books on Demand GmbH, Norderstedt Germany
ISBN: 978-3-656-04151-1

Dieses Buch bei GRIN:

http://www.grin.com/de/e-book/180647/burnout-im-lehrerberuf

Universität Bielefeld

Fakultät für Gesundheitswissenschaften

Weiterbildender Fernstudiengang

Master of Health Administration

1. studienbegleitende Prüfung

Hausarbeit zum Thema:

Burnout im Lehrerberuf

Erstellt von: **Annett Fiege**

Vorgelegt am: **19.08.2011**

Gliederung

1. Einleitung

„We work too much, too long and too intensively. We feel a pressure from within to work and help and we feel a pressure from the outside to give. When staff member then feels an additional pressure from the administrator to give even more, he is under a three pronged attack." Freudenberger (1974, S. 161) beschrieb in drei einfachen, treffenden Sätzen ein komplexes Szenario aus dem Berufsleben, das zur Entwicklung eines Burnout-Syndroms führen kann. Den genannten Mehrfachbelastungen sind Lehrer[1] - wie im Verlauf dieser Arbeit gezeigt wird - in besonderem Maße ausgesetzt, was dazu führt, dass ein hoher Prozentsatz an Burnout leidet bzw. gefährdet ist, ein Burnout-Syndrom zu entwickeln. Dies stellt Lehrer, Schulen, Gesellschaft, Politik und Wissenschaft vor große Herausforderungen.

In der vorliegenden Arbeit werden ausgehend von einem Überblick über den Forschungs-stand zu Burnout allgemein vorliegende wissenschaftliche Erkenntnisse zu Prävalenz und Ätiologie von Burnout bei Lehrern beschrieben. Daran anschließend werden Möglichkeiten der Burnout-Prävention an Schulen erläutert und diskutiert. Abschließend wird aufgezeigt, welcher Handlungs- und Forschungsbedarf besteht.

2. Einführung in das Thema Burnout

2.1 Geschichtlicher Hintergrund und Definitionen

Aufgrund der medialen Berichterstattung in den vergangenen Jahren über die „Manager-krankheit" Burnout konnte leicht der Eindruck entstehen, es handele sich um ein neu auf-getretenes Phänomen. Dabei wurde bereits 1911 in einem Artikel des Oberpfälzer Schulanzeigers eine bei Lehrern auftretende Erkrankung namens „Neurasthenie" beschrieben, die hinsichtlich der Symptome wie Kopfschmerzen, Ermüdung, Verringerung der Leistungsfähigkeit und Niedergeschlagenheit enge Parallelen zum Burnout-Phänomen aufweist. Als Ursache der Neurasthenie (Nervenschwäche) wurden die übermäßigen

---

[1] Aus Gründen der Vereinfachung und besseren Lesbarkeit wird die männliche Form verwendet. Darin ist das weibliche Geschlecht mit einbezogen.

Anforderungen des Lehrerberufs und des gesellschaftlichen Lebens angegeben (Barth 1992, S. 13f). Weitere Erwähnungen fand der Begriff Burnout in Merriam-Webster's Dictionary in den 1930er Jahren in Bezug auf Profisportler und Künstler (Paine 1982, S. 12) sowie in den späten 1960er Jahren erstmals als psychologisches Phänomen im Zusammenhang vor allem mit helfenden Berufen (Bradley 1969, S. 366).

Freudenberger veröffentlichte 1974 den ersten wissenschaftlichen Aufsatz zum Thema Burnout. Dem deutsch-amerikanischen Psychoanalytiker, der während einer Tätigkeit im so genannten „free clinic movement" – einer Bewegung, die sich für den kostenfreien Zugang zum Gesundheitsservice für Bezieher kleiner Einkommen, Unversicherte oder Unterversicherte einsetzt – selbst unter seelischer und körperlicher Erschöpfung litt, war die Häufung der Symptome des Ausgebranntseins bei Mitarbeitern von Einrichtungen wie Kliniken und Kriseninterventionszentren u.a. aufgefallen. In seiner wissenschaftlichen Untersuchung beschreibt er, dass die zunächst bei Arbeitsaufnahme hoch motivierten Therapeuten nach einem Jahr aufopfernder Tätigkeit physisch und psychisch zusammen-brachen. Sie waren erschöpft, ausgelaugt, litten an Kopfschmerzen, gastrointestinalen Beschwerden, Schlaflosigkeit sowie Kurzatmigkeit und zeigten Zeichen einer Depression. Die vormals engagierten und pflichtbewussten Mitarbeiter entwickelten sich zu reizbaren, negativ eingestellten und halsstarrigen Zynikern. Diese vielfältigen Symptome fasste Freudenberger unter dem Begriff Burnout zusammen (Freudenberger 1974, S. 159ff).

Nach dieser ersten wissenschaftlichen Annäherung wurde Burnout zunächst von vielen Wissenschaftlern im angloamerikanischen Raum untersucht und beschrieben, jedoch keine einheitliche Definition gefunden. Eine der bekanntesten und am meisten zitierten ist die Definition von Maslach und Jackson (1982, zit. n. Barth 1992, S. 17), die Burnout als ein Syndrom beschreibt, das sich aus emotionaler Erschöpfung, Dehumanisierung und dem Gefühl reduzierter Leistungsfähigkeit bei der Arbeit zusammensetzt.

Im deutschsprachigen Raum wurde dem Phänomen Burnout erst 1983 nach dem Erscheinen eines Artikels von Aronson et al. in der Zeitschrift Psychologie heute Beachtung geschenkt (Barth 1992, S. 16). Seitdem wurden auch im deutschsprachigen Raum verschiedene Definitionen von Burnout entwickelt. Auf Schaufeli und Enzmann (1998, S. 36) geht eine der umfassendsten Definitionen zurück: „Burnout ist ein dauerhafter, negativer, arbeitsbezogener Seelenzustand ‚normaler' Individuen. Er ist in erster Linie von Erschöpfung gekennzeichnet, begleitet von Unruhe und Anspannung

(Distress), einem Gefühl verringerter Effektivität, gesunkener Motivation und der Entwicklung dysfunktionaler Einstellungen und Verhaltensweisen bei der Arbeit. Diese psychische Verfassung entwickelt sich nach und nach, kann dem betroffenen Menschen aber lange unbemerkt bleiben. Sie resultiert aus einer Fehlpassung von Intentionen und Berufsrealität. Burnout erhält sich wegen ungünstiger Bewältigungsstrategien, die mit dem Syndrom zusammenhängen, oft selbst aufrecht."

Siegrist (2005, S. 247) definiert Burnout ähnlich und nutzt im Zusammenhang mit den sich entwickelnden negativen Einstellungen zum Beruf wie Freudenberger auch den Begriff „Zynismus". Er weist zudem in seiner Definition darauf hin, dass die mit Burnout einhergehenden Demoralisierungs- und Hilflosigkeitsgefühle sich nicht nur auf Befinden und Leistungsvermögen, sondern auch auf das interpersonelle Verhalten negativ auswirken.

Unger (2010, S. 117) lehnt sich bei seiner Definition eng an das Gesundheits-Krankheits-Kontinuitätsmodell von Antonovsky an. Er beschreibt Burnout als ein auf die Veränderungen der Arbeitswelt gerichtetes gesellschaftliches und persönliches Unwohlsein. Dabei stellen die Phasen des Burnout-Syndroms einen fortschreitenden Prozess zwischen Gesundheit und klar definierten Krankheiten wie der Depression dar. Am Ende des Burnout-Prozesses steht hier die behandlungsbedürftige Depression.

Die Aufzählung verschiedener Burnout-Definitionen ließe sich aufgrund der Vielzahl von Veröffentlichungen weiter fortsetzen, was auf ein grundlegendes Problem der Burnout-Forschung hinweist. Kleiber/Enzmann kritisierten bereits 1990, dass in vielen Definitionen lediglich die beobachteten Symptome aufgelistet werden und so fast alle „beobachtbaren negativen Reaktionen von Mitarbeitern in Dienstleistungsinstitutionen Eingang in irgendeine Burnoutdefinition" finden (Kleiber/ Enzmann 1990, S. 19). 20 Jahre später stellt Burisch (2010, S. 20) fest, dass Burnout aufgrund einer fehlenden allgemein akzeptierten Definition „beinahe alles und fast nichts" ist. Bestätigt wird diese Aussage durch eine Untersuchung von Korczak et al. (2010, S. 1), die feststellt, dass trotz umfangreicher wissenschaftlicher Forschungsarbeit weiterhin keine einheitliche Definition existiert.

2.2 Ursachen

Ganz allgemein entsteht Burnout durch ein Ungleichgewicht von Belastungen, die eine Person bewältigen muss, und Ressourcen, die der Person zur Bewältigung dieser Belastungen zur Verfügung stehen (Leppin 2006, S. 104).

Maslach und Leiter (2001, S. 41ff) haben sechs belastende Faktoren als mögliche Auslöser von Burnout benannt:

- Arbeitsüberlastung
- Mangel an Kontrolle
- Ungenügende Belohnungen
- Zusammenbruch des Gemeinschaftsgefühls
- Mangelnde Gerechtigkeit
- Wertkonflikte

Laut Bonifer (2008, S. 44f) spielen vor allem persönliche Ansprüche und Erwartungen an den Beruf eine große Rolle für die Entstehung von Burnout. Er verweist in diesem Zusammenhang auf den Begriff „Gratifikationskrise". Dieser steht für ein Ungleichgewicht zwischen Anforderungen und Belohnungen am Arbeitsplatz, wobei primär nicht finanzielle Aspekte, sondern Wertschätzung, Fairness und selbstbestimmtes Arbeiten gemeint sind.

Die Ursachen für Burnout lassen sich aber nicht allein auf die Berufssituation zurückführen. Auch den biografischen Voraussetzungen sowie dem sozialen Umfeld des von Burnout Betroffenen kommt eine nicht unerhebliche Bedeutung zu. So spielen zum Beispiel Kindheitserfahrungen wie die Missachtung eigener Bedürfnisse, Grenz-verletzungen von Nähe und Distanz sowie eine frühzeitige übermäßige Unterstützung Angehöriger und damit die Entwicklung eines Helfersyndroms eine Rolle. Diese Faktoren führen dazu, dass die Betroffenen nicht in der Lage sind, sich Menschen in ihrem sozialen Umfeld anzuvertrauen und um Hilfe und Unterstützung zu bitten (Hagemann 2009, S. 13f). Becker (2006, S. 79) weist zudem auf die Bedeutung der Konstitution hin. Demnach ist die Gefahr eines Burnout besonders groß, wenn ein Mensch zum einen starken Stressoren ausgesetzt ist, zum anderen eine hohe spezifische Krankheitsanfälligkeit aufweist und ihm keine adäquaten Bewältigungsstrategien zur Verfügung stehen.

Zusammenfassend kann man sagen, dass Burnout durch das Zusammentreffen verschiedener Faktoren in den Bereichen eigene Konstitution, Familie, Freundeskreis und

Arbeitswelt entsteht (Hagemann 2009, S. 22). Darüber, wie die einzelnen Faktoren gewichtet werden, gibt es keinen wissenschaftlichen Konsens (Burisch 2010, S. 78). Die Gründe hierfür liegen u.a. darin, dass zu Burnout in der Mehrheit Querschnittsstudien vorliegen, die zur Erforschung von Ursache-Wirkungs-Zusammenhängen nicht geeignet sind oder Längsschnittstudien nur über kurze Zeiträume durchgeführt wurden (Burisch 2010, S. 231).

2.3 Symptome

Als Kernsymptome werden emotionale Erschöpfung, Depersonalisation und Leistungsunzufriedenheit bezeichnet. Darüber hinaus können weitere vielfältige Symptome auftreten, die sich den drei Bereichen Körper (z. B. Herz-Kreislauf-Probleme, Luftnot, Magenschmerzen, Tinnitus, erhöhte Infektanfälligkeit), Geist (z. B. Konzentrationsstörungen, Denkblockade, Interesseverlust) und Seele (z. B. depressive Grundstimmung, Verlust von Selbstvertrauen und Lebensfreude, zunehmender Zynismus) zurechnen lassen (Hagemann 2009, S. 52). Welche Symptome in welcher Intensität und welcher Reihenfolge auftreten, hängt von individuellen und/oder Umweltfaktoren ab (Burisch 2010, S. 27).

2.4 Phasen der Burnout-Entwicklung

So unterschiedlich Burnout definiert wird, so unterschiedlich wird auch der Verlauf in der Literatur beschrieben. Exemplarisch sollen zwei Phasenmodelle vorgestellt werden.

Freudenberger und North (1992, S. 123) haben folgenden Burnout-Zyklus entwickelt:

- Stadium 1: Zwang, sich zu beweisen
- Stadium 2: Verstärkter Einsatz
- Stadium 3: Vernachlässigung eigener Bedürfnisse
- Stadium 4: Missverhältnis von inneren Bedürfnissen und äußeren Erfordernissen, so genannten Sachzwängen, führt zu Energiemangel
- Stadium 5: Umdeutung von Werten

- Stadium 6: Verdrängung von auftretenden Problemen. Typisch sind Abkapseln von der Umwelt, Zynismus, aggressive Abwertung, Ungeduld und Intoleranz
- Stadium 7: Das soziale Netz wird als feindlich, fordernd und überfordernd erlebt.
- Stadium 8: Zunahme des Rückzugs.
- Stadium 9: Verlust des Gefühls für die eigene Persönlichkeit.
- Stadium 10: Innere Leere.
- Stadium 11: Verzweiflung und Erschöpfung werden übermächtig.
- Stadium 12: Völlige Burnout-Erschöpfung, geistig, körperlich, emotional.

Hagemann (2009, S. 64f) beschränkt sich bei seiner Beschreibung auf vier Phasen.

1. Phase

In einem Zeitraum von bis zu einem halben Jahr nach erstmaligem Auftreten des chronischen Stresses gelingt es den Betroffenen, ihr Leben ohne äußere erkennbare Belastungen weiterzuführen. Die auslösenden Konflikte, die mit starken Gemütserregungen verbunden sind, bleiben ungelöst, da sie nicht befriedigend verarbeitet werden konnten.

2. Phase

Diese Phase ist ein ca. zweijähriger Zustand des „So tun als ob". Der auslösende Konflikt wird verdrängt, gerät in Vergessenheit. Die Betroffenen bemühen sich weiterzuleben, ohne ihre Erlebnisse zu verarbeiten. Sie versuchen, negative Auswirkungen durch vermehrte Leistung und oft überangepasstes Verhalten zu kompensieren. Dabei schwelt der innere Konflikt weiter; Arbeitsfreude, Kreativität und Schaffenskraft gehen verloren.

3. Phase

Diese ca. zwei bis fünf Jahre dauernde Phase wird auch als Phase der zunehmenden Erkrankungshäufigkeit bezeichnet. Bei den Betroffenen zeigen sich Zeichen einer psychovegetativen Erschöpfung, die zu immer häufigeren Arztbesuchen und Arbeitsausfällen führt. Selbst Bagatellerkrankungen werden als schwerwiegend erlebt und heilen nur langsam. Arbeitsbelastbarkeit und –leistung lassen erheblich nach.

4. Phase

Schon ein nichtiger Anlass führt zum Zusammenbruch. Dem Betroffenen ist es nicht möglich, den Zusammenhang mit dem ursprünglichen auslösenden Konflikt zu erkennen. Neue ungelöste Konfliktfelder sind hinzugekommen.

Alle zum Burnout vorliegenden Phasentheorien beruhen nicht auf systematischen empirischen Studien, sondern auf intuitiven Typisierungsversuchen. Auch die Abgrenzung der Stadien untereinander lässt sich wissenschaftlich nicht untermauern, sondern erfolgte größtenteils willkürlich. Unabhängig von der Unterschiedlichkeit der Phasenmodelle besteht in der wissenschaftlichen Diskussion aber Einigkeit darüber, dass Burnout ein schleichend einsetzender und langwieriger Prozess ist (Burisch 2010, S. 39).

2.5 Diagnostik

Zur Diagnostik bzw. Messung von Burnout werden verschiedene Selbstbeurteilungsbögen eingesetzt. Exemplarisch sollen drei Messinstrumente genannt werden: Mit dem Maslach Burnout Inventar (MBI) von Maslach und Jackson – ursprünglich für den wissenschaftlichen und nicht für den diagnostischen Gebrauch bestimmt – lassen sich anhand von 22 Items die drei Kernsymptome – emotionale Erschöpfung, Depersonalisation und persönliche Leistungsunzufriedenheit – erfassen und bestimmen (Burisch 2010, S. 34). Das Oldenburg Burnout Inventar (OLBI) arbeitet mit 16 Items innerhalb der Skalen Erschöpfung und Engagement; das Hamburger Burnout Inventar (HBI) wiederum mit 39 Items innerhalb von 10 Skalen, die sich in die Bereiche emotionale Erschöpfung, Leistungs-unzufriedenheit, Distanziertheit, Depressive Reaktion auf emotionale Belastungen, Hilflosigkeit, innere Leere, Arbeitsüberdruss, Unfähigkeit zur Entspannung, Selbstüberforderung und aggressive Reaktion auf emotionale Belastung gliedern (Burisch 2010, S. 37).

Obwohl teilweise schon über Jahrzehnte eingesetzt, konnte sich keiner dieser Fragebogen als allgemein und international anerkanntes Messinstrument bzw. Diagnoseverfahren durchsetzen. Mit ihrer Hilfe lassen sich zwar recht verlässlich die Kernsymptome von Burnout erfassen und Burnout-Simulanten relativ sicher entlarven; eine Abgrenzung zu Persönlichkeitsmerkmalen wie Alexithymie (Gefühlsblindheit), Befindlichkeitsstörungen oder Krankheitsbildern wie Depression ist aber nicht immer eindeutig möglich (Korczak et al. 2010, S. 5). Lehr (2011, S. 761) hält aufgrund der teilweise je nach Autor bis zu 100 Symptomen umfassenden Symptomlisten, die zu Burnout vorliegen, eine Differenzialdiagnostik gegenüber Depressivität sogar praktisch für unmöglich, da diese deckungsgleich mit Symptomen der Depression seien.

Weitere Schwierigkeiten bei der Diagnostik des Burnout liegen darin, dass keine einheitliche Definition von Burnout existiert und es weder im Diagnostischen und Statistischen Handbuch psychischer Störungen (DSM-IV) noch in der Internationalen Klassifikation der Krankheiten, 10. Revision (ICD-10), eine eigenständige Diagnose darstellt (Korczak et al. 2010, S. 5). Im ICD-10 wird Burnout unter Code Z73 als Zustand physischer und psychischer Erschöpfung unter der Diagnosegruppe „Probleme mit Bezug auf Schwierigkeiten bei der Lebensbewältigung" erfasst. Mit diesem Code können auch andere nicht mit Burnout zusammenhängende gesundheitliche Probleme kodiert werden. Explizit als Burnout wird das Syndrom im ICD-10 nur dann registriert, wenn der diagnostizierende Arzt dies als Zusatzinformation angibt (Wissenschaftliches Institut der AOK 2011). Es liegt daher allein im Ermessen des Arztes, die Diagnose Burnout zu stellen (Korczak et al. 2010, S. 5).

2.6 Therapie

In vielen Facheinrichtungen werden auf verschiedenen Methoden beruhende Behandlungskonzepte eingesetzt, die zum Ziel haben, den Betroffenen ihre Autonomie und Handlungsfähigkeit zurückzugeben bzw. zu erhalten. Dabei unterscheiden sich die Therapiekonzepte je nach den vorliegenden psychosozialen Rahmenbedingungen. Exemplarisch wird das multimodale Burnout-Therapiekonzept der Röher Parkklinik vorgestellt:

Therapeutische Maßnahmen	Therapeutischer Fokus

- Systemische Therapie
- Tiefenpsychologisch fundierte
  Psychotherapie
- Verhaltenstherapie
- Integrative Systemaufstellung
	- Entwicklung gut durchdachter
	  Selbstkonzepte

- Tanz- und Bewegungstherapie
- Kunsttherapie
- Musiktherapie
	- Stärkung von Emotionalität und
	  Kreativität
	- Verbesserung der
	  Selbstwahrnehmung

- Paar- und Familientherapie	- Bessere Verankerung von
	  Veränderungen und Stabilisierung
	  der Work-Life-Balance

- Krankengymnastik und dosiertes
  Fitnesstraining zur Stärkung des
  Körpers
- Autogenes Training; Meditation und
  Yoga, Ohrakupunktur, Progressive
  Muskelrelaxation nach Jacobson
	- Aktive und passive Ausbalancierung
	  von Anspannung und Entspannung
	- Stärkung des Körpers, zum Beispiel
	  des Immunsystems, Verbesserung
	  des Schlafes und der Verdauung etc.

Tabelle: Multimodales Burnout-Therapiekonzept, verdeutlicht am Beispiel der Röher Parkklinik (Hagemann 2009, S. 89)

Eine weitere therapeutische Möglichkeit ist die Arbeitsplatzbezogene interaktionelle Therapie (AIT), die sich aus einer psychodynamisch-interaktionellen Gruppenpsychotherapie und einer ergotherapeutischen Gruppentherapie zusammensetzt. Im Rahmen der psychodynamisch-interaktionellen Gruppenpsychotherapie werden typische Konflikt-situationen im Hinblick auf eigene Anteile, Parallelen zu Konflikten in anderen Lebensbereichen und biografische Hintergründe analysiert und neue Konfliktlösungsstrategien erarbeitet, erprobt und eingeübt. Die ergotherapeutische Arbeit hat zum Ziel, auf der Handlungsebene Ausdauer, Konzentrationsfähigkeit, Leistungsmotivation, soziale Kompetenzen und Ich-Funktionen zu trainieren. Insgesamt zielt die AIT auf die Auflösung zentraler Beziehungskonflikte und die Lenkung der Aufmerksamkeit auf erbrachte Leistungen anstelle auf Unerledigtes (Kopka 2009, S. 230).

2.7 Prävalenz

Legt man zugrunde, dass – wie oben dargestellt – eine eindeutige Definition sowie Eingrenzung von Symptomen fehlt, kein standardisiertes Diagnoseinstrument vorliegt und der Burnout-Prozess schleichend verläuft, ist es nahezu unmöglich, über die Prävalenz von Burnout eine belastbare Aussage zu treffen. Für einen Anstieg der Prävalenz in den letzten Jahren sprechen aber u.a. statistische Auswertungen der Krankenkassen. So sind die direkten Krankheitskosten durch psychische Verhaltensstörungen in den Jahren 2005 bis 2009 stark angestiegen. Gleiches gilt für die Arbeitsunfähigkeitsmeldungen: Im Jahr 2004 wurden 4,6 Arbeitsunfähigkeitstage je 1.000 BKK-Pflichtmitglieder (ohne Rentner) durch Burnout verursacht, im Jahr 2009 47,1 Tage, was einer Verzehnfachung entspricht (BKK Gesundheitsreport 2010, S. 107) (siehe Abbildung).

Schaubild 47

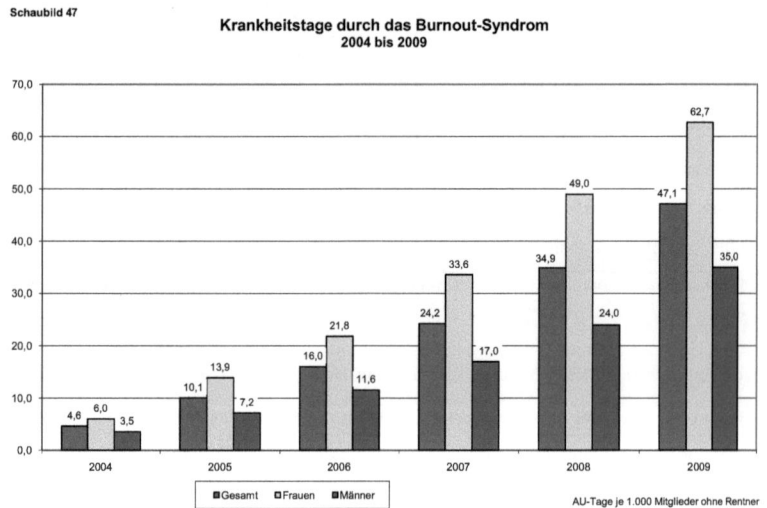

Krankheitstage durch das Burnout-Syndrom
2004 bis 2009

Quelle: BKK Gesundheitsreport 2010, S. 143

3. Burnout im Lehrerberuf

3.1 Prävalenz

Wie oben bereits beschrieben, ist die Frage nach der Prävalenz von Burnout nicht eindeutig zu beantworten. Zur Verbreitung des Syndroms im Lehrerberuf liegen dennoch Zahlen vor, die je nach Studie und verwendetem Messinstrument schwanken. Bauer (2009, S. 251) schätzt den Anteil an Lehrern, die an einer signifikanten stressassoziierten Gesundheitsstörung leiden, auf 20 bis 30 Prozent. Schaarschmidt und Kieschke (2007, S. 22ff) gehen von einem Anteil von Burnout-betroffenen Lehrern von 29,3 Prozent aus und weisen darauf hin, dass weitere 33 Prozent der Lehrer an Selbstüberforderung leiden, die auf lange Sicht ebenfalls zu Burnout führen kann. In einer im Jahr 2009 durchgeführten Befragung von 406 Lehrern von Grund-, Haupt- und Realschulen sowie Gymnasien wurden 19,7 Prozent der Lehrer als in einem behandlungsbedürftigen Maße als ausgebrannt klassifiziert (Käser/Wasch 2009, S. 70).

In der Studie von Käser und Wasch (2009) wurde im Gegensatz zu vielen vorhergehenden Untersuchungen die Verbreitung von Burnout sowohl global als auch differenziert nach unterschiedlichen Schulformen betrachtet. Letzteres ergab keine signifikanten Unterschiede bis auf geringe Abweichungen im Grundschulbereich, wo der Anteil hoch dehumanisierender Lehrer wesentlich geringer ausfiel als in anderen Schulformen (Käser /Wasch 2009, S. 73). Dies deckt sich mit Ergebnissen älterer Studien (Russell et al. 1987, Beer/Beer 1992, Bauer/Kanders 1998 und Buschmann/Gamsjäger 1999).

3.2 Ursachen

Ursachen für die spätere Entwicklung eines Burnout-Syndroms sind in manchen Fällen schon im Studium zu finden. So spielen bei der Wahl des Lehrerberufs oft nicht die eigene Leistungsfähigkeit oder Persönlichkeit eine Rolle, sondern meist pragmatische Gründe wie die gute Vereinbarkeit von Familie und Beruf oder die Wahl eines relativ sicheren Arbeitsplatzes (Käser/Wasch 2009, S. 112). In einer Längsschnittstudie von Rauin (2007, S. 61ff) zum Kompetenzerwerb in der Lehrerbildung, in der die Teilnehmer zu Beginn des Lehramtsstudiums, nach sechs Semestern, am Ende des Referendariats sowie nach etwa vier Jahren beruflicher Tätigkeit befragt wurden, zeigte sich, dass 25 Prozent aller Studienanfänger eigentlich nie Lehrer werden wollten, sondern ihre Studienwahl nur als Notlösung empfanden. 30 Prozent der Studienanfänger wechselten bereits in den ersten drei Semestern die Hochschule oder starteten eine Berufsausbildung. Es zeigte sich darüber hinaus, dass 60 Prozent der Lehrkräfte, die ein Burnout-Syndrom entwickelten, bereits im Studium überfordert waren.

Die Arbeitsbedingungen von Lehrern unterscheiden sich hinsichtlich ihrer Belastung qualitativ und quantitativ von anderen Berufen (Käser/Wasch 2009, S. 17). Zum einen gehört der Lehrerberuf zu den helfenden Berufen und wird als solcher als besonders Burnout-gefährdet angesehen (Schaarschmidt 1999, S. 264). Zum anderen ist jedoch auch im Vergleich mit helfenden Berufen, die als psychosozial stark beanspruchend zu bezeichnen sind wie zum Beispiel Berufen im Pflegebereich, die Burnout-Verbreitung im Lehrerberuf als außergewöhnlich hoch zu bezeichnen. Dies ist zum einen auf gesellschaftliche als auch auf Arbeitsbedingungen zurückzuführen, die als belastend erlebt werden und das Ausbrennen generell begünstigen (Schaarschmidt et al. 1999, S. 254).

Die Potsdamer Lehrerstudie, die bisher umfangreichste deutschsprachige und fast das gesamte Bundesgebiet betreffende Analyse der Beanspruchungssituation von Lehrern im Jahr 2004, hat ergeben, dass von Burnout betroffene Lehrer das Verhalten schwieriger Schüler, die Klassenstärke und die Anzahl der Unterrichtsstunden als stärkste Belastungsfaktoren im schulischen Alltag identifizieren (Ksienczyk/Schaarschmidt, 2005, S. 72). Lehr (2011, S. 793) nennt darüber hinaus als negative Stressoren Konflikte im Kollegium sowie Mobbing, ein hohes Ausmaß administrativer Aufgaben und bürokratischer Zwänge, fehlende Lehr- und Lernmittel sowie qualitative Überforderung, vor allem bei Berufsbeginn.

Weitere belastende Faktoren (Frank 2010, S. 23ff):

- Lärmbelastung
- Zeitdruck
- geforderte hohe Flexibilität
- „fordernde Eltern"
- Fehlende Erholungspausen
- Verdrängung von Erschöpfungssymptomen
- Platzmangel und fehlende Rückzugsmöglichkeiten

- Fehlende Fürsorge und Wertschätzung durch die Schulleitung
- Zu wenig Anerkennung
- Zu wenig Zeit für Informationsaustausch
- Unbefriedigende Gesprächsführung untereinander bedingt durch Zeitdruck
- Gefühl der Ohnmacht und Hilflosigkeit
- Der hohe Erwartungsdruck durch die Gesellschaft, sich selbst, die Eltern und die Schulbehörden
- Überstunden
- Das Ankämpfen gegen das Lehrerimage und Vorurteile
- Vorgegebene starre Strukturen
- Dauernde Veränderungen in der schulpolitischen Landschaft

Verschiedene Studien haben darüber hinaus ergeben, dass Lehrer in erheblichem Maße sowohl abends als auch am Wochenende arbeiten und die zeitliche Arbeitsbelastung insgesamt hoch ist (Lehr 2011, S. 794).

3.3 Prävention

Wie oben dargestellt, entsteht Burnout durch ein Ungleichgewicht von Anforderungen und Ressourcen. Daraus ergeben sich zwei Bereiche, in denen präventiv angesetzt werden kann: individuell-person-orientierte und organisationsbezogene Ansätze. Bisher kommen vor allem individuelle Ansätze zum Tragen, die meist auf der Ebene der Sekundärprävention angesiedelt sind. Doch auch Präventionsmaßnahmen, die auf die organisatorischen Strukturen zielen, gewinnen an Bedeutung (Leppin 2006, S. 104ff).

3.3.1 Prävention vor und während des Studiums

Rauin (2007, S. 64) empfiehlt als Fazit seiner oben beschriebenen Studie ausführliche Beratungen, Eignungs- und Kompetenzchecks bereits vor Beginn des Studiums sowie die Möglichkeit, den Beamtenstatus leichter aufheben zu können. Käser und Wasch (2009, S. 112) weisen darüber hinaus auf die Bedeutung von Praktika in der Frühphase des Studiums hin. Nötig ist auch, pädagogischen Berufen wieder eine größere Wertschätzung entgegen zu bringen. In Skandinavien zum Beispiel werden Abiturienten und Studienanfänger durch die Universitäten umfangreich über die Anforderungen und Voraussetzungen informiert, die man für ein Lehramtsstudium mitbringen sollte. Die Universitäten werben für das Lehramtsstudium mit dem Slogan „In diesen Beruf gehören die Besten". Auch deutsche Hochschulen sollte Abiturienten vermitteln, dass nicht nur fachliche Kompetenz gefragt ist, sondern bestimmte Fähigkeiten wie Kontakt- und Kommunikationsfähigkeiten, fundierte Kenntnisse über gruppendynamische Prozesse, Gesprächsführung und Motivationstechniken (Frank 2010, S. 39).

3.3.2 Prävention im Berufsleben

Präventionsmaßnahmen sollten bei Berufseinsteigern unmittelbar nach dem Studium in Form einer Orientierungsphase, in der Beratung und Erfahrungsaustausch stattfinden, fortgesetzt werden. Möglich sind Traineeprogramme, Einsteigerseminare oder systematische Personal- und Organisationsentwicklung (Litzcke/Schuh 2007, S. 171). Heyse (2005, S. 130) empfiehlt darüber hinaus für die ersten zwei Berufsjahre, Supervision zur Pflicht zu machen, um soziale und persönliche Kompetenzen sowie gute pädagogische Praxis zu stabilisieren.

Zur Prävention von Burnout im weiteren Berufsleben stehen verschiedene Maßnahmen zur Verfügung, die sowohl auf der Verhaltens- wie auch auf der Verhältnisebene ansetzen. Hillert (2004, S. 192f) hat mittel- und langfristige Strategien zur Belastungsreduktion im Lehrerberuf zusammengestellt, die auf die Verhaltensebene abzielen:

- Erlernen/Durchführen von Entspannungsübungen
- Intensivierung und Verbesserung von Kontakten zu Kollegen, Freunden und Partnerin oder Partner (Ausbau und Optimierung des sozialen Netzes)
- Intensivierung sinnstiftender und mit Genuss verbundener Tätigkeiten (z. B. alte Hobbys wiederbeleben)
- Entlastende Einstellungsänderungen (z. B. „Kein Mensch ist fehlerfrei, auch als Lehrer kann man nicht immer 100-prozentig sein")
- Erweiterung der sozialen Kompetenz (z. B. systematische Reflexion des eigenen Auftretens) (Hillert 2004, S. 192f)

Diese Empfehlungen decken sich mit Ergebnissen der Potsdamer Lehrerstudie (Ksienczyk/Schaarschmidt, 2005, S. 78f), in der die befragten Lehrer die folgenden drei Bedingungen als die für sie wichtigsten entlastenden Faktoren angaben:

- Aussprachemöglichkeit mit einem nahestehenden Menschen
- Entspannung in der Freizeit und privater Ausgleich
- Günstiges soziales Klima an der Schule (Zusammenhalt im Kollegium, Unterstützung durch die Schulleitung.

Die Relevanz des letzten Punktes wurde durch eine Befragung zur Selbsteinschätzung der körperlichen und psychischen Verfassung bestätigt. Sowohl die körperliche als auch die psychische Befindlichkeit wurden von den Lehrern positiver beurteilt, wenn Schulleitung und Kollegium als unterstützend wahrgenommen wurden (Ksienczyk/Schaarschmidt, 2005, S. 78f).

Auch Frank (2010, S. 75) bestätigt eine Verbesserung der Atmosphäre im Lehrer-kollegium, wenn die Schulleitung den Lehrern wertschätzend begegnet und ihr Engagement wahrnimmt. Positiv wirken sich außerdem gemeinsam von Schulleitung und Lehrerschaft festgelegte sinngebende, klassenübergreifende Rituale wie zum Beispiel Schulfeste, wöchentliche Feedbackrunden im Unterricht oder festgelegte Begrüßungs-rituale aus. Sie stärken die innere Verbindung zur Schule, das Wir-Gefühl und fördern Solidarität und Gemeinschaft. Außerdem sorgen sie dafür, dass sich der einzelne Lehrer nicht für bestimmte Vorgehensweisen rechtfertigen muss, da sie ausnahmslos für alle Klassen gelten und vom gesamten Kollegium und der Schulleitung mitgetragen werden (Frank 2010, S. 136ff).

Schulleiter selbst halten laut einer Befragung im Rahmen der Potsdamer Lehrerstudie folgende Aspekte für erforderlich, um ein Klima gegenseitiger Unterstützung zu schaffen:

- Tägliche und intensive Kommunikation zwischen Leitung und Kollegium
- Befreiung der Beratungen im Team von einem Übermaß an administrativen Dingen
- Durchführung regelmäßiger, jeden Lehrer betreffender Mitarbeitergespräche
- Einbeziehung aller Kollegen in die Diskussion schulischer Belange (Ksienczyk/Schaarschmidt, 2005, S. 85).

Die Autoren der Potsdamer Lehrerstudie ziehen die Schlussfolgerung, dass auf die Rahmenbedingungen des Lehrerberufs Einfluss genommen werden muss, indem

- Lehrer durch zusätzliche professionelle Hilfe – Sozialpädagogen und Sozialarbeiter – unterstützt werden

- der schulpsychologische Dienst sowie Erziehungsberatungsstellen ausgebaut werden

- eine wirksame Unterstützung durch qualifizierte, allen Kindern zugängliche Vorschulerziehung und deutlich mehr Möglichkeiten persönlichkeitsförderlicher Kinder und Jugendbetreuung in der Freizeit zur Verfügung gestellt wird

- die Eltern einbezogen werden

- eine Verjüngung der Lehrerschaft angestrebt wird, da junge Lehrer auf der Grundlage eigener Erfahrung sehr viel direkter an der Lebenswelt ihrer Schüler anzuknüpfen (Ksienczyk/Schaarschmidt, 2005, S. 145ff)

Auch Frank (2010, S. 177f) hält den Aufbau innerschulischer sowie außerschulischer Helfersysteme für notwendig, da sie helfen, Entlastung, mehr Gelassenheit und Freude in den Schulalltag zu bringen. Diese Helfersysteme können bestehen aus

- Klassenteams
- Unterstützende Schulleiter
- Schulpsychologischer Dienst
- Beratungsstellen
- Schulsozialarbeiter
- Ärzten
- Therapeuten
- Jugendamt
- Polizei
- Örtlichen Jugendzentren
- Schülervertretern
- Schulelternbeirat
- Supervision
- Fest eingerichteten Krisenteams (Frank 2010, S. 177f).

Als weitere Möglichkeiten, Burnout vorzubeugen, werden genannt ein verbessertes Management von Arbeitszeiten und Abläufen und die Erweiterung des pädagogischen Repertoires, z. B. in Form von Fortbildung (Hillert 2004, S. 192f) sowie die Durchsetzung von Maßnahmen wie Arbeitszeitverkürzung, mehr Arbeitspausen, Gewähren von Sonderurlaub, Jobrotation und Teilzeitarbeit, Rückmeldungen über Leistungen, mehr Selbstbestimmung bei der Arbeitsausführung, Garantieren von Arbeitsplatzsicherheit, Angebot von Supervision und Coaching sowie Angebot der Mitgestaltung des Arbeitsumfeldes (Litzcke/Schuh 2007, S. 171).

Auf die Punkte Supervision und Coaching soll im Folgenden aufgrund ihrer nachgewiesenen präventiven Wirksamkeit näher eingegangen werden.

3.3.2.1 Supervision

Supervision ist bisher nicht Inhalt des Lehramtsstudiums. Frank (2010, S. 91) hält eine Integration in die Ausbildung für wichtig, um Lehrer oder Lehramtsstudenten von Anfang an und regelmäßig hinsichtlich professioneller Kommunikations- und Kontaktanforderungen zu schulen. Im Rahmen der Supervision im Sinne fall- und problembezogener Selbsterfahrung beschäftigen sich die Lehrer oder Lehramtsstudenten mit Fragen wie

- Wie gestalte ich Beziehungen?
- Wie trete ich in Kontakt?
- Wie spüre ich meine Grenzen?
- Wie ernst nehme ich mich selbst?
- Wie gehe ich mit Problemen um?

Die Beschäftigung mit diesen Fragen hilft, eventuelle destruktive Verhaltensmuster aufzudecken und zum Guten hin zu verändern (Frank 2010, S. 91 ff.). Supervision auf fachlicher Ebene thematisiert den Umgang mit schwierigen Schülern und vermittelt Möglichkeiten, Techniken und Strategien, mit Aggressivität in Klassen umzugehen. Die Inhalte beider Arten von Supervision können einzeln oder kombiniert durchgeführt werden sowie als Einzel- oder Gruppensupervision (Hillert 2004, S. 238f).

Die Wirksamkeit von Supervisionsangeboten bei Lehrern wurde durch mehrere Studien bestätigt. Die Güte der Belastungsverarbeitung wurde hoch signifikant verbessert, Burnouterscheinungen vermindert und die selbst eingeschätzte Unterrichtskompetenz sowie die Berufs- und Lebenszufriedenheit signifikant erhöht (Kramis-Aebischer/Kramis 2005, S. 118f).

3.3.2.2 Coaching

Coaching als professionelles Reflexionsinstrument soll Lehrern helfen, ihre Kompetenz im Bereich der beruflichen Beziehungsarbeit zu verbessern. Ein spezielles Coaching-Programm für Lehrer sind zum Beispiel die „Lehrer-Coachinggruppen nach dem Freiburger Modell". In zehn Sitzungen sollen Lehrer in die Lage versetzt werden, einen Perspektivwechsel zu vollziehen, um neue Einsichten in die Ursachen gestörter Beziehungsabläufe zu gewinnen und die Beziehung zu Schülern, Eltern, Kollegen etc. zu verbessern. Die Auswertung des Coaching-Programms in Form einer randomisiert-kontrolliert durchgeführten Studie zeigte, dass sich die Teilnehmer auf verschiedenen Gesundheitsskalen in ihrem gesundheitlichen Befinden verbesserten (Unterbrink et al. 2010, S. 262f). Die Wirksamkeit von Coaching-Programmen bei Lehrern wurde darüber hinaus auch in früheren Studien belegt (Kramis-Aebischer/Kramis 2005, S. 118f).

3.3.3 Forschungsstand

Zur Prävention von Burnout im Lehrerberuf liegen – wie oben dargestellt – vielfältige Lösungsansätze vor. Problematisch ist, dass Projekte im Bereich der Verhaltens- und Verhältnisprävention an Schulen bisher hinsichtlich ihrer Wirksamkeit noch nicht genügend erforscht sind (Krause et al. 2011, S. 803). Hiervon ausgenommen sind Supervision und Coaching, zu denen wie oben beschrieben verschiedene Studien durchgeführt wurden. Zu anderen präventiven Maßnahmen liegen zwar auch zahlreiche Erfahrungsberichte vor, sie genügen jedoch nicht den methodischen Ansprüchen der Evaluationsforschung (Krause et al. 2011, S. 803).

Aufgrund fehlender Studien ist wissenschaftlich auch umstritten, ob präventive Maßnahmen auf Verhaltens- oder Verhältnisebene wirksamer sind. So sprechen Käser und Wasch (2009, S. 111) Maßnahmen, die auf individuelle Schutz- und Risikofaktoren fokussieren und somit Persönlichkeitsmerkmale sowie Einstellungen und Kognitionen betreffen, größere präventive Wirksamkeit zu als Maßnahmen, die auf der organisationalen

Ebene ansetzen. Auch Frank (2010, S. 174f) sieht einen grundlegenden Lösungsansatz zum Vermeiden von Burnout darin, eine gesunde Balance zu finden zwischen dem gezielten aktiven Mitgestalten der eigenen Lebens- und Berufssituation und dem Ertragen von zunächst unveränderbaren Gegebenheiten wie zum Beispiel Klassengrößen oder Vorgabe von Unterrichts- und Ferienzeiten. Die eigene Haltung zum Beruf zu überprüfen und zu verändern verspricht laut Frank in kürzerer Zeit Erfolg als das System Schule zu verändern.

Schumacher et al. (2005, S. 75) weisen dagegen darauf hin, dass eine nachhaltige Förderung der Gesundheit von Lehrern nur dann erreicht werden kann, wenn neben den individuellen auch organisationale Ressourcen gestärkt und gesundheits- und leistungsgefährdende Belastungen reduziert werden. Das setzt voraus, Veränderungen sowohl auf der schulischen als auch auf der politischen und gesellschaftlichen Ebene durchzusetzen (Barth 1992, S. 246).

4. Schlussfolgerungen und Ausblick

Burnout ist ein Syndrom, das seit Jahrzenten von vielen Wissenschaftlern erforscht wird. So vielfältig die Untersuchungen, so vielfältig sind auch die Ergebnisse, die sich teilweise überschneiden, teilweise widersprechen. So gibt es trotz einer hohen Anzahl von Studien keine einheitlichen Erkenntnisse zu Definition, Prävalenz, Ätiologie, Symptomen, Verlauf und Diagnostik des Burnout-Syndroms. Erforderlich ist deshalb interdisziplinäre Forschungsarbeit, um einen wissenschaftlichen Konsens zu den oben genannten Punkten zu erreichen.

Trotz der widersprüchlichen Erkenntnisse der Burnout-Forschung und der Schwierigkeiten der Diagnosestellung (siehe Kapitel 2) ist aber unbestritten, dass immer mehr Menschen unter beruflichem Stress und psychischen Störungen leiden und in der klinischen Praxis Burnout-Diagnosen gestellt werden. Bei den Betroffenen sorgt das Syndrom für hohen Leidensdruck. Die damit einhergehenden gesundheitlichen Probleme führen immer häufiger zu reduzierten Arbeitsleistungen oder Arbeitsunfähigkeit sowie zur Inanspruchnahme ambulanter oder stationärer Therapien. Die dadurch entstehenden Kosten sind nicht genau zu beziffern, werden aber als hoch geschätzt. Aus diesen Punkten

21

resultiert die Notwendigkeit, wirksame Programme zur Gesundheitsförderung und Prävention zu entwickeln, um die Prävalenz und Inzidenz von Burnout zu verringern.

Zur Gesundheitsförderung und Prävention von Burnout im Lehrerberuf liegen bereits – wie oben beschrieben - zahlreiche Konzepte vor. Ihre Wirksamkeit ist zum größten Teil jedoch empirisch nicht belegt (siehe Kapitel 3). Das Ziel zukünftiger Bemühungen muss deshalb sein, die Wirksamkeit einzelner Maßnahmen anhand von Studien zu überprüfen und auf Grundlage der Studienergebnisse kontinuierliche Gesundheitsförderungs- und Präventionsprogramme für Schulen zu entwickeln. Letztlich werden diese Maßnahmen aber nur erfolgreich sein, wenn sie auf Grundlage multimodaler und multidisziplinärer Ansätze entwickelt werden. Deshalb ist es notwendig, Lehrer, Schulleiter, Wissenschaftler und Praktiker aus den Bereichen Erziehungswissenschaften, Pädagogik, Soziologie und Public Health sowie Vertreter der politischen Ebene einzubeziehen. Notwendig für einen Erfolg der Maßnahmen ist aber darüber hinaus, dass diese von den Betroffenen auch angenommen werden. Voraussetzung dafür ist eine Enttabuisierung von Burnout. Auch hier muss auf schulischer, gesellschaftlicher und politischer Ebene angesetzt werden.

Aus gesundheitswissenschaftlicher Sicht stellt sich vor allem der aktuelle wissenschaftliche Kenntnisstand zur Ätiologie und Verlauf von Burnout als unbefriedigend dar. Bisher liegen in der Burnout-Forschung hauptsächlich Studienformen vor, die für eine Erforschung der Ursachen nicht geeignet sind (siehe Kapitel 2). Notwendig ist deshalb in Zukunft die Durchführung von Kohortenstudien über einen längeren Zeitraum, um aussagekräftige Daten zu Ursache-Wirkungs-Zusammenhängen zu erhalten.

Aus gesundheitswissenschaftlicher Sicht ist zudem angezeigt, anhand von ressourcen-orientierten Gesundheitsmodellen die Auswirkungen nicht nur von Risiko-, sondern auch von Schutzfaktoren auf die Inzidenz von Burnout näher zu untersuchen. Schutzeffekte von psychischen Ressourcen wie etwa des Kohärenzgefühls mit seinen drei Elementen Gefühl von Verstehbarkeit, Gefühl der Handhabbarkeit und Bewältigbarkeit sowie Gefühl von Sinnhaftigkeit und Bedeutsamkeit, der Handlungskompetenz oder von Selbstwirksamkeitserwartungen, die in ersten, oft nicht repräsentativen Studien nachgewiesen wurden (zum Beispiel Schulte et al. 2008) sollten weiter erforscht und bei der Entwicklung von Gesundheitsförderungs- und Präventionsprogrammen einbezogen werden. Die an-schließende wissenschaftliche Evaluation entsprechender Maßnahmen ist ebenfalls ein gesundheitswissenschaftlicher Arbeitsbereich, dem in Zukunft mehr Bedeutung zukommen sollte.

Als abschließendes Fazit dieser Arbeit lässt sich feststellen, dass sich aus gesundheitswissenschaftlicher Perspektive aus dem bisher größtenteils defizitären Forschungsstand zu Burnout insgesamt erheblicher Forschungs- und Handlungsbedarf ergibt. Die Forschung war über viele Jahre pathogenetisch geprägt. Dieser Forschungsansatz hat zu vielen – teils widersprüchlichen - Ergebnissen, nicht aber zu einem Durchbruch in der Forschungsarbeit geführt. Die Burnout-Forschung wird in der Zukunft nur dann erfolgreich sein, wenn sie multidisziplinär ausgerichtet wird, sich von einem rein pathogenetisch geprägten Ansatz abwendet und komplexe Zusammenhänge über längere Zeiträume erfasst.

5. Literaturverzeichnis

Barth, A.-R. (1992): Burnout bei Lehrern. Theoretische Aspekte und Ergebnisse einer Untersuchung. Göttingen: Hogrefe Verlag für Psychologie

Bauer, J. (2009): Burnout bei schulischen Lehrkräften. Psychologie im Dialog, 3, S. 251-255

Bauer, K.-O., Kanders, M. (1998): Burnout und Belastung von Lehrkräften. In: Rolff, H.-G., Bauer, K.-O., Klemm, K., Pfeiffer, H. (Hg). Jahrbuch der Schulentwicklung. Daten, Beispiele und Perspektiven. Band 10. Weinheim: Juventa Verlag. S. 201-333

Becker, P. (2006): Gesundheit durch Bedürfnisbefriedigung. Göttingen: Hogrefe Verlag für Psychologie

Beer, J., Beer, J. (1992): Burnout and stress, depression and self-esteem of teachers. Psychological Reports, 71, S. 1331-1336

BKK Bundesverband (Hg.). BKK Gesundheitsreport 2010 – Gesundheit in einer älter werdenden Gesellschaft. Berlin.

Bonifer, R. (2008): Burn-out – Zeiterscheinung oder Krankheit? Schweizer Zeitschrift für Psychiatrie & Neurologie 8(1), S. 44-46

Bradley, H. B. (1969). Community-based treatment for young adults offenders. In: Crime and Delinqnences. 15(3), S. 359-370

Burisch, M. (2010). Das Burnout-Syndrom. Theorie der inneren Erschöpfung. Zahlreiche Fallbeispiele. Hilfen zur Selbsthilfe. 4. Auflage. Berlin, Heidelberg: Springer Verlag

Buschmann, I., Gamsjäger, E. (1999). Determinanten des Lehrer-Burnout. Psychologie, Erziehung, Unterricht, 46, S. 281-292

Frank, H. (2010). Lehrer am Limit. Gegensteuern und durchstarten. Weinheim: Beltz Verlag

Freudenberger, H. J., North G. (1992). Burnout bei Frauen. Über das Gefühl des Ausgebranntseins. 2. Auflage. Frankfurt a. M.: Fischer Verlag

Freudenberger, H. J. (1974): Staff Burn-Out. Journal of Social Issues 30(1), S. 159-165

Hagemann, W. (2009): Burnout bei Lehrern. Ursachen, Hilfen, Therapien. 1. Auflage. München: Verlag C. H. Beck

Heyse, H (2005): Ein Kommentar von Herrn Heyse auf Basis der Landauer Empfehlungen. In: Bundesanstalt für Arbeitsschutz und Arbeitsmedizin (2005). Lehrergesundheit. Tagungsbericht – Tb141. [www document] http://www.baua.de/cae/servlet/contentblob/697114/publicationFile/46902/Tb141.pdf, eingesehen am 28.07.2011, S. 130-131

Hillert, A. (2004): Das Anti-Burnout-Buch für Lehrer. München: Kösel Verlag

Käser, U., Wasch, J. (2009). Burnout bei Lehrerinnen und Lehrern. Eine Bedingungsanalyse im Schulformvergleich. In: Buchwald P./Ringeisen T. (Hg): Angewandte Stress- und Bewältigungsforschung. Band 4. Berlin: Logos Verlag

Kleiber, D., Enzmann, D. (1990). Burnout. Eine internationale Bibliographie. Göttingen: Hogrefe Verlag

Kopka, E., Ast, C., Hügel, H., Köllner, V. (2009): Arbeitsplatzbezogene interaktionelle Therapie (AIT). Wie tief ist tief genug? Psychotherapie im Dialog 3/2009, S. 230-235

Korczak, D., Huber, B., Kister, C. (2010): Differential diagnostic of the burnout syndrome. GMS Health Technology Assessment 2010. [www document] http://www.egms.de/static/pdf/journals/hta/2010-6/hta000087.pdf (eingesehen am 6. Juli 2011)

Kramis-Aebischer, K., Kramis, J. (2005): Burnout bei Lehrpersonen. Verbreitung – Entstehung – Prävention. In: Bundesanstalt für Arbeitsschutz und Arbeitsmedizin (2005). Lehrergesundheit. Tagungsbericht – Tb141. [www document] http://www.baua.de/cae/servlet/contentblob/697114/publicationFile/46902/Tb141.pdf, eingesehen am 28.07.2011, S. 107-125

Krause, A., Dorsemagen, D., Alexander, T. (2011): Belastung und Beanspruchung im Lehrerberuf – Arbeitsplatz- und bedingungsbezogene Forschung. In: Terhart E., Bennewitz, H., Rothland, M. (Hg.): Handbuch der Forschung zum Lehrerberuf. Münster: Waxmann Verlag GmbH, S. 788-813

Ksienczyk, B., Schaarschmidt, U. (2005): Beanspruchung und schulische Arbeitsbedingungen. In: Schaarschmidt, U. (Hg.): Halbtagsjobber? Psychische Gesundheit im Lehrerberuf – Analyse eines veränderungsbedürftigen Zustandes. Weinheim und Basel: Beltz Verlag, S. 72 - 87.

Lehr, D. (2011): Belastung und Beanspruchung im Lehrerberuf in der personenbezogenen Forschung. Gesundheitliche Situation und Evidenz für Risikofaktoren. In: Terhart E., Bennewitz, H., Rothland, M. (Hg.): Handbuch der Forschung zum Lehrerberuf. Münster: Waxmann Verlag GmbH, S. 757-773

Leppin, A. (2006): Burnout: Konzept, Verbreitung, Ursachen und Prävention. In: Badura, B., Schellschmidt, H., Vetter, C. (Hg.) Fehlzeiten-Report 2006 – Chronische Krankheiten. Heidelberg: Springer Verlag. S. 99-109.

Litzcke, S. M., Schuh, H. (2007): Stress, Mobbing und Burn-Out am Arbeitsplatz. Berlin, Heidelberg: Springer Verlag

Maslach C., Leiter M.P. (2001): Die Wahrheit über Burnout. Stress am Arbeitsplatz und was Sie dagegen tun können. Wien: Springer Verlag

Paine, W. S. (1982). Overview: Burnout stress syndromes and the 1980s. In Paine, W.S (Hg.): Job Stress and Burnout. Research, Theory, and Intervention Perspectives. Beverly Hills, CA: Sage, S. 11-25

Rauin, U. (2007): Im Studium wenig engagiert – im Beruf schnell überfordert. Studierverhalten und Karriere im Lehrerberuf – Kann man Risiken schon im Studium prognostizieren? Forschung Frankfurt 3/2007, S. 60-64

Russel, D. W., Altmaier, E. van Velzen, D. (1987): Job-related stress, social support, and burnout among classroom teachers. Journal of Applied Psychology, 72, 269-274

Schaarschmidt, U., Kieschke, U. (Hg.) (2007): Gerüstet für den Schulalltag. Psychologische Unterstützungsangebote für Lehrerinnen und Lehrer. Weinheim: Beltz Verlag

Schaarschmidt, U., Kieschke, U. und Fischer, A. W. (1999): Beanspruchungsmuster im Lehrerberuf. Psychologie, Erziehung und Unterricht, 46, 244-268.

Schaufeli, W. B., Enzmann, D. (1998). The Burnout Companion to Study and Practice: A Critical Analysis. London: Taylor & Francis

Schulte, K., Bögeholz, S., Watermann, R. (2008). Selbstwirksamkeitserwartungen und Pädagogisches Professionswissen im Verlauf des Lehramtsstudiums. Zeitschrift für Erziehungswissenschaft, 11(2): 268-287

Schumacher, L., Nieskens, B., Bräuer, H., Sieland, B. (2005): Nachhaltige Förderung der Gesundheit von Berufsschullehrkräften durch Organisationsentwicklung In: Bundesanstalt für Arbeitsschutz und Arbeitsmedizin (2005). Lehrergesundheit. Tagungsbericht – Tb141. [www document] http://www.baua.de/cae/servlet/contentblob/697114/publicationFile/46902/Tb141.pdf, eingesehen am 28.07.2011, S. 75-90

Siegrist, J. (2005): Medizinische Soziologie. 6. Auflage. München: Urban & Fischer Verlag

Wissenschaftliches Institut der AOK (2011). Pressemitteilung: Burnout auf dem Vormarsch. 19.04.2011. [www document] http://www.presseportal.de/pm/32063/2029506/burnout-auf-dem-vormarsch, eingesehen am 6. Juli 2007.